ESSAI D'UNE GÉNÉRALISATION

DE LA

MÉTHODE SOUS-CUTANÉE.

Paris. — Imprimé par E. Thunot et Cᵉ, rue Racine, 26, près de l'Odéon.

ESSAI D'UNE GÉNÉRALISATION

DE LA

MÉTHODE SOUS-CUTANÉE,

MÉMOIRE

lu à l'Académie des sciences, dans les séances des 29 janvier et 6 mars 1855,

PAR

LE DOCTEUR JULES GUÉRIN,

Membre de l'Académie de médecine,
Membre honoraire de l'Académie de médecine de Belgique,
Chevalier de la Légion d'honneur,
Officier de l'Ordre de Léopold de Belgique, etc., etc.

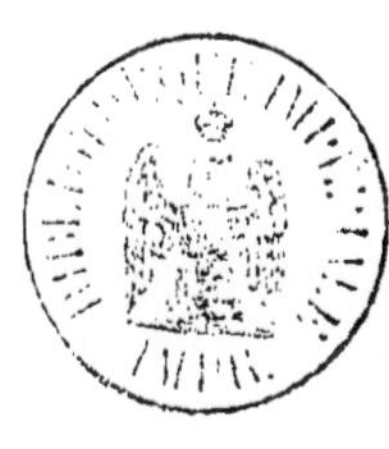

PARIS,

AU BUREAU DE LA GAZETTE MÉDICALE,

rue Racine, 10, près de l'Odéon.

1856

AVANT-PROPOS.

Un des caractères de notre époque scientifique, c'est l'isole-
ment dans lequel chacun se tient, exclusivement préoccupé de
ses propres travaux. Cette tendance, qui peut avoir ses bons
côtés au point de vue de l'originalité et de la profondeur des
idées, a cette conséquence nécessaire que chacun ne connaît des
idées et des travaux d'autrui que ce que la notion la plus vulgaire
en répand. L'histoire scientifique contemporaine n'est faite que
pour l'avenir. Cette observation, dont personne ne contestera la
justesse, n'est nulle part aussi applicable qu'en médecine. On se
dispense d'en dire la raison, et l'on se borne à signaler le fait,
uniquement parce qu'il est destiné à motiver les explications
dans lesquelles on croit devoir entrer ici.

En effet, depuis plus de quinze ans que la méthode sous-cutanée a été instituée, il est peu de personnes qui aient bien voulu
se donner la peine de l'étudier dans ses principes et de la suivre
dans ses développements. La plupart se contentent de la notion
extérieure et pratique de la méthode, sans attacher d'autre im-

portance à ce qui la caractérise au fond et à ce qui en assure le succès. Ceux qui la jugent ainsi la confondent aisément avec ce qui n'est pas elle, et ils l'emploient comme ils la jugent. Ceci n'est pas un privilége de la méthode sous-cutanée : toutes les méthodes perdent de leur originalité en se vulgarisant; et les innombrables applications qu'on a faites depuis dix ans de celle qui nous occupe n'ont pas peu contribué à en altérer le caractère. Grâce à cette popularité, toutes les différences qui à l'origine la séparaient d'une manière si tranchée des tentatives incertaines et empiriques qui l'avaient précédée ont été effacées, et la confusion répandue sur l'invention est devenue un prétexte pour nier les droits de l'inventeur. Cela est conséquent : là où l'une a cessé d'exister, l'autre n'a plus de raison d'être.

Mais l'histoire n'est faite ni pour les esprits vulgaires ni par les esprits vulgaires. Ceux qui sont capables d'apprécier une découverte sont bien près de celui qui l'a faite. A ceux-là seuls il appartient d'empêcher que la vérité soit méconnue : c'est pour les esprits de cette classe qu'on va essayer de rétablir les titres et le caractère de la méthode sous-cutanée.

Il y a dans l'histoire de la méthode sous-cutanée deux époques bien tranchées : la première, comprenant quelques opérations dans lesquelles, sans autre but que de ménager la peau et de réduire les plaies à la plus petite dimension possible, on a eu recours à un manuel opératoire offrant quelque analogie extérieure, mais extérieure seulement, avec le manuel de la méthode sous-cutanée; la seconde, comprenant la découverte d'un principe physiologique nouveau : *l'organisation immédiate des plaies sous-cutanées* et l'institution, par induction de ce principe, d'une méthode chirurgicale nouvelle, ayant ses règles et son manuel propres, et caractérisée, dans ses diverses applications,

par un résultat nouveau, inespéré, certain, à savoir : *l'absence
de toute inflammation suppurative.*

Ce seul énoncé suffit pour dissiper toute méprise et faire cesser
toute confusion entre deux ordres de faits et d'idées si différents. Il ne pourra plus venir à l'esprit d'aucune personne sé-
rieuse de confondre les opérations pratiquées dans le but unique
de ménager la peau avec celles où l'on vise intentionnelle-
ment à prévenir toute inflammation suppurative ; et l'on ad-
mettra sans difficulté que la méthode sous-cutanée n'a pu être
constituée que du jour où elle a pu, à l'aide de règles précises,
assurer à toutes ses applications le bénéfice de son principe.

Réduite à ces termes simples, l'existence de la méthode sous-
cutanée, en tant que méthode chirurgicale nouvelle, ne saurait
pas plus être contestée que confondue avec ce qu'on avait fait
avant elle.

Ce n'est pas le moment de rapporter toutes les preuves à
l'appui de ce qui précède. Cette tâche, déjà remplie ailleurs et
à une autre époque (1), serait ici sans objet. Ce qu'il importe
de faire, c'est de caractériser, de résumer la méthode dans ce
qu'elle a d'original, d'essentiel et de véritablement scientifique,
afin de pouvoir, à l'aide de cette espèce de pierre de touche,
établir directement la filiation de toutes les opérations sous-cutanées avec la méthode qui leur a donné naissance.

On l'a dit plus haut : la base physiologique de la méthode
sous-cutanée, c'est l'organisation immédiate des tissus divisés
sous la peau ; et son caractère chirurgical, c'est l'absence de
toute inflammation suppurative. De ces deux faits primordiaux,

---

(1) Essais sur la méthode sous-cutanée. In-8°. Paris, 1840. Introduction
historique.

8

qui forment la base physiologique et chirurgicale de la méthode,
il n'en existait trace nulle part. Or, on ne s'est pas borné à les
énoncer : ils ont été démontrés par toutes les ressources de
l'observation, de l'expérience et du raisonnement. Des expériences nombreuses sur les animaux, des applications plus nombreuses encore chez l'homme ; finalement, des études histolo-
giques appliquées à toutes les phases du phénomène de l'organisation immédiate attestent la certitude et l'originalité la plus
complète des deux bases de la méthode sous-cutanée.

Si de cette formule générale on descend aux applications particulières, on y trouve tout à la fois la confirmation de son principe et de la fécondité de ses conséquences. Il est inutile de reproduire ici l'énoncé qu'on trouvera plus loin des nombreuses applications qui ont été faites de la méthode sous-cutanée. Il suffit
de constater que, dans toutes, le phénomène de l'organisation
immédiate a été attesté par l'absence de toute inflammation
suppurative. Ces deux caractères de la méthode impriment à
chacune de ses applications le cachet indélébile de son principe.

Malgré la clarté et l'évidence des faits qui précèdent, il s'est
rencontré des esprits assez préoccupés pour se donner et vouloir
donner le change : ils ont répété ce qu'ils avaient cent fois af-
firmé, que la méthode sous-cutanée a existé de temps immémo-
rial ; que l'organisation immédiate des tissus divisés sous la peau
est un rêve de l'imagination, et l'absence de l'inflammation suppurative un produit du hasard ou des idiosyncrasies. Heureuse-
ment que la contradiction appelle la contradiction ; et la néga-
tion publique de la méthode sous-cutanée au sein de l'Académie
des sciences a provoqué une protestation devant le même corps,
dans laquelle les titres et les droits de cette méthode ont été si

bien exposés et si sagacement appréciés, qu'on ne croit pouvoir faire rien de mieux que de reproduire ici la communication dont il s'agit. Nous voulons parler d'une lettre de M. le docteur Philips, adressée à l'Académie des sciences le 17 mai 1855.

Voici cette lettre :

« Monsieur le président,

»L'Académie a été récemment et à plusieurs reprises entrete-
»nue d'une question qui résume un des grands progrès de la
»chirurgie moderne : de la *méthode sous-cutanée.* L'incertitude
»qui paraît encore régner dans quelques esprits sur l'origine et
»le caractère de cette méthode, et par conséquent sur la nature
»des services qu'elle est appelée à rendre, fait un devoir à toutes
»les personnes qui ont concouru à son établissement de fournir
»leur contingent de lumières et d'expérience. Plus qu'en toute
»autre circonstance encore, l'Académie a sans doute le plus grand
»désir et le plus grand intérêt à être fixée à cet égard ; je lui
»demande donc la permission, en ma qualité d'élève et de col-
»laborateur d'un de ses anciens correspondants, Dieffenbach, et
»comme auteur de plusieurs ouvrages relatifs aux opérations
»sous-cutanées, de lui offrir mon faible tribut sur la question
»agitée devant elle.

»Qu'est-ce que la méthode sous-cutanée? J'ai cru d'abord et
»j'ai écrit que cette méthode consiste à couper sous la peau ce
»que naguère on coupait à ciel ouvert. Je ne crains pas de le re-
»connaître, j'ai commis pendant longtemps et avec beaucoup de
»personnes une méprise que j'ai cherché depuis à faire cesser.
»La méthode sous-cutanée peut se réduire à ces termes :

» *Il y a des plaies sous-cutanées qui suppurent, il y en a qui ne*

» *suppurent pas. La découverte de la cause de cette différence, l'insti-*
» *tution des principes et des règles qui sont propres à ne produire que*
» *des plaies sous-cutanées qui ne suppurent pas, et à faire bénéficier*
» *de cet avantage toutes les opérations de la chirurgie qui peuvent*
» *être pratiquées sous la peau : voilà en quoi consiste la méthode*
» *sous-cutanée.*

» Le caractère de la méthode sous-cutanée n'existe donc pas
» dans son apparence extérieure, ni dans son manuel opératoire
» tel qu'il avait été institué et perfectionné par nos prédécesseurs,
» depuis Delpech jusqu'à Stromeyer et Dieffenbach, mais dans la
» découverte d'un principe nouveau, l'*organisation immédiate des*
» *plaies maintenues à l'abri du contact de l'air, et dans la régula-*
» *risation d'un manuel opératoire propre à assurer la rigoureuse*
» *application de ce principe à toutes les opérations de la chirurgie.*
» Reconnaissons-le tout de suite, parce que c'est l'exacte vérité,
» si la première période de cette phase chirurgicale a été l'œuvre
» de Delpech, de Dupuytren, de Stromeyer et de Dieffenbach, et
» de quelques autres encore, la seconde a été réalisée d'emblée
» par M. Jules Guérin, et développée par tous les chirurgiens qui
» ont compris la fécondité de son idée et qui ont travaillé avec
» lui à tirer les conséquences pratiques qu'elle renferme. Quel-
» ques développements ne laisseront aucun doute à cet égard.

» Avant la constitution de la vraie méthode sous-cutanée, on
» avait fait, ainsi qu'on l'a rappelé dans la dernière séance, bon
» nombre de sections de tendons sous la peau ; on avait lié des
» veines sous la peau, etc. ; mais ces différentes opérations, pra-
» tiquées uniquement en vue de ménager l'enveloppe tégumen-
» taire et de réduire les phénomènes inflammatoires en propor-
» tion de la dimension des plaies, laissaient en quelque façon au
» hasard de décider s'il y aurait ou non suppuration ; et lorsque

» la guérison immédiate arrivait, on était bien plus disposé à
» l'attribuer à l'exiguïté de la plaie et à la nature du tissu ten-
» dineux divisé, tissu d'une vitalité obscure, qu'à toute autre cir-
» constance étrangère à ces deux causes ; à moins qu'on n'y fît
» intervenir, ainsi qu'on a essayé de le faire encore dans la der-
» nière séance, les influences de constitution, d'idiosyncrasie
» particulière, qui n'ont rien à voir dans cette question. Or cette
» manière d'envisager le caractère général des opérations sous-
» cutanées, antérieures à l'institution de la vraie méthode, est
» entièrement conforme à tout ce qui se pratiquait, s'enseignait
» et s'écrivait à cette époque. Les opérations exécutées par mon
» illustre maître et ami Dieffenbach, celles qui ont été répétées
» en Allemagne par d'autres chirurgiens, et que j'ai répétées
» moi-même sur une assez grande échelle, n'ont pas eu d'autre
» but ni d'autre caractère. Les publications directes de Dieffen-
» bach (1), celles que j'ai faites plus tard en son nom et sous sa
» dictée (2), celles que j'ai faites plus tard en mon nom particu-
» lier (3), constatent de la manière la plus évidente, non-seule-
» ment que personne de nous n'avait agi, pensé et écrit en vue
» des principes découverts depuis, mais que, faute d'avoir bien
» compris tout d'abord la haute signification de ces principes,
» nous nous sommes joints à ceux qui leur faisaient opposition.
» Mais Dieffenbach et moi nous n'avons pas tardé à reconnaître
» notre erreur ; et mon illustre maître a donné, dans cette cir-
» constance, un nouveau témoignage de la sûreté de son esprit
» comme de la loyauté de son caractère, en venant déclarer lui-

(1) Des pieds-bots, 1840 (Cahiers de médecine opératoire, 1846).

(2) Gaz. méd. de Berlin, 1840.

(3) Chirurgie de Dieffenbach, 1840 (De la chirurgie sous-cutanée, 1841).

12

»même à l'auteur du nouveau progrès qu'il l'admettait dans
»toute son étendue et qu'il en reconnaissait tout l'honneur à
»celui qui venait de l'instituer.

»On ne saurait mieux d'ailleurs apprécier la signification et la
»valeur de cette réforme que par les conséquences si remar-
»quables qu'elle a entraînées pour la chirurgie tout entière.

»Dès qu'il eut été reconnu qu'on pouvait, en employant des
»procédés opératoires propres à fermer toute communication
»avec l'air, éviter sûrement la suppuration, on ne tarda pas à
»étendre la méthode à une foule d'opérations auxquelles on n'a-
»vait pas songé et auxquelles on n'aurait pas osé songer jusque-
»là, car on ne saurait raisonnablement considérer comme dés
»applications anticipées de la méthode sous-cutanée les cas
»rappelés dans l'avant-dernière séance, tels que : un essai de li-
»gature sous-cutanée des veines, qui a été et qui devait néces-
»sairement être suivi de suppuration ; les cas de ponction d'ab-
»cès par congestion cités d'après Boyer, qui tous ont été suivis
»de la mort des malades. Les véritables applications de la mé-
»thode sont celles qui ont été réalisées sous l'inspiration du nou-
»veau principe et avec les résultats qui lui sont propres, c'est-à-
»dire l'absence de toute suppuration. Or ces applications, aujour-
»d'hui presque innombrables , ont été exposées avec le plus grand
»soin par M. Jules Guérin dans une de ses dernières communi-
»cations à l'Académie. La parfaite innocuité de ces opérations
»ne devrait plus faire doute pour personne ; et si le témoi-
»gnage de la commission des hôpitaux, qui, sur environ 200 opé-
»rations, n'a pas trouvé un seul cas de suppuration, ne suffisait
»pas, j'ajouterais que la parfaite innocuité de toutes celles dont
»j'ai été témoin, pendant plus d'une année, à l'hôpital des En-
»fants, devrait convertir tout le monde au caractère de sûreté

» et de nouveauté de la méthode, comme j'y ai été converti moi-
» même.

» Les remarques qui précèdent, monsieur le président, me pa-
» raissent de nature à faire cesser toute confusion sur l'origine et
» le caractère de la méthode sous-cutanée. J'ajouterai en termi-
» nant qu'elles sont consignées et développées dans un travail
» étendu que j'ai communiqué, il y a six ans, à l'Académie royale
» de médecine de Belgique, et qui se trouve inséré dans le numéro
» de décembre 1848 du BULLETIN de cette compagnie savante. Je
» ne les ai reproduites aujourd'hui qu'en vue de rendre hommage
» à la vérité et de servir ainsi les intérêts de la science et de l'Aca-
» démie.

» Veuillez agréer, etc.

> Dr PHILIPS. »

On n'a rien à ajouter à cette lettre, si ce n'est que la bienveil-
lance avec laquelle les titres de l'inventeur de la méthode sous-
cutanée sont appréciés n'atténue en rien l'excellence et l'auto-
rité des faits qui ont servi de base à cette appréciation.

ESSAI D'UNE GÉNÉRALISATION

DE LA

MÉTHODE SOUS-CUTANÉE.

Le 8 juillet 1839 j'avais l'honneur de lire devant l'Académie des sciences un mémoire destiné à établir que les plaies pratiquées sous la peau et maintenues à l'abri du contact de l'air sont exemptes d'inflammation suppurative et s'organisent immédiatement. Des expériences sur les animaux, dans lesquelles des plaies de toutes les dimensions et intéressant tous les tissus, des opérations sur l'homme reproduisant à peu près les conditions et les résultats des expériences sur les animaux, finalement des observations pathologiques offrant le caractère des expériences sur les animaux et des opérations chez l'homme, m'avaient permis de partir de cette base physiologique, à savoir : l'*innocuité des plaies sous-cutanées* et l'*organisation immédiate des tissus divisés*, pour instituer une méthode chirurgicale nouvelle, à laquelle j'ai donné le nom de MÉTHODE SOUS-CUTANÉE.

Dès cette première manifestation de la méthode sous-cutanée, on m'objecta : premièrement, que déjà quelques opérations avaient été pratiquées sous la peau, la section du tendon d'Achille, par exemple ; secondement, que ce mode opératoire, explicitement institué en vue de ménager la peau et de réduire les dimensions de la plaie extérieure, avait fréquemment donné lieu à des accidents d'inflammation suppurative. Ces deux objections, qui ne reposent que sur une double équivoque et qui se détruisent l'une par l'autre, sont utiles à reproduire au commencement de ce travail : elles font mieux ressortir le caractère fondamental de la méthode sous-cutanée, l'*organisation immédiate des tissus divisés*, et elles montrent que c'est précisément parce que ce caractère, ignoré dans son principe, manquait dans les tentatives empiriques pratiquées jusqu'alors, qu'elles avaient produit des résultats contraires à ceux que je regarde comme inséparables de la vraie méthode. Un exemple mettra ce préalable indispensable hors de tout conteste.

Lorsque l'on divise un tendon ou un muscle sous la peau, il peut arriver deux choses : ou bien l'ouverture cutanée se ferme immédiatement, et la plaie tendineuse ou musculaire guérit sans suppurer ; ou bien la plaie cutanée reste béante, elle s'enflamme, et avec elle la plaie profonde s'enflamme et suppure. Dans les deux cas, l'opération a été faite sous la peau ; mais dans le premier seulement la méthode sous-cutanée a été réellement appliquée : elle a produit son résultat, l'organisation immédiate. Dans le second, cette méthode n'a été réalisée que dans son apparence extérieure, puisque, sous la forme sous-cutanée, elle a eu pour résultat la suppuration, c'est-à-dire le caractère physiologique des plaies extérieures.

La méthode sous-cutanée ne consiste donc pas seulement à opérer en ménageant la peau, à opérer sous la peau, mais encore et surtout à réaliser, au moyen de procédés et de règles qui lui sont propres, l'*organisation immédiate des tissus divisés*. A la faveur de cette distinction, il ne sera plus permis d'équivoquer sur les tentatives empiriques antérieures à la méthode, comme éléments de priorité propres à atténuer le mérite de l'invention, ni sur l'instabilité des résultats produits par ces tentatives, comme infirmant la certitude absolue des principes et des règles de la vraie méthode (1).

Je viens, après quinze années de recherches et d'expériences non interrompues, exposer devant l'Académie, qui a accueilli mes premiers essais avec tant de faveur, le résumé de mes observations physiologiques sur le fait de *l'organisation immédiate* des tissus divisés sous la peau, et l'ensemble des *applications pratiques* dont la méthode sous-cutanée a été l'objet : les unes et les autres destinées à résumer, à coordonner et à relier par leurs affinités originelles les matériaux épars d'une généralisation de la méthode.

---

(1) La différence fondamentale qui existe entre la méthode sous-cutanée et les sections de tendons faites antérieurement dans le but de ménager la peau et de réduire les dimensions de la plaie extérieure ressort surtout de ce fait, qu'avant la connaissance du vrai caractère d'innocuité de la méthode, personne n'avait songé à l'appliquer aux grandes opérations, et personne n'aurait osé tenter ces opérations.

PREMIÈRE PARTIE.

OBSERVATIONS PHYSIOLOGIQUES.

Dans mes premiers mémoires, j'avais fait connaître les conditions principales et les caractères généraux du fait de l'organisation immédiate des tissus divisés sous la peau : les premières consistant dans l'absence du contact de l'air et l'occlusion hermétique des ouvertures ; les seconds consistant dans l'absence radicale de phénomènes de réaction locale et générale : ni inflammation ni fièvre ni suppuration, et travail immédiat de réparation plastique.

Cependant l'expérience m'a appris qu'en dehors des conditions générales et essentielles de l'organisation immédiate, il existe des conditions incidentes qui peuvent entraver ou faire varier le travail physiologique, comme aussi il y a pour chacun de ses produits des caractères plus ou moins liés aux tissus dont ils émanent : d'où la nécessité d'une étude particulière des uns et des autres, dans le but de faire refléter sur les applications chirurgicales correspondantes les lumières fournies par l'analyse physiologique.

§ I. — CONDITIONS INCIDENTES ET SECONDAIRES DE L'ORGANISATION IMMÉDIATE.

Plusieurs chirurgiens ayant voulu répéter mes expériences et mes opérations ont parfois obtenu des résultats différents des miens ; cependant ils avaient observé la condition principale, qui est de maintenir la plaie à l'abri du contact de l'air. Il y avait donc des conditions secondaires à observer, sous peine de mettre à néant l'effet de la condition principale et de faire échouer le résultat. C'est qu'en effet, outre les tissus divisés et les cavités ouvertes, il y avait à considérer les fluides de l'économie, tant normaux que pathologiques, dans leurs rapports avec le phénomène de l'organisation immédiate. Le *sang artériel*, le *sang veineux*, la *sérosité*, la *lymphe*, la *synovie*, le *lait*, la *bile*, le *pus*, l'*urine*, etc., peuvent se trouver plus ou moins en contact immédiat avec la plaie sous-cutanée. Quelle influence exercent-ils sur le travail d'organisation immédiate? C'est ce que j'ai recherché dans une série d'expériences et de faits pathologiques. Je me bornerai à indiquer ici les résultats les plus généraux auxquels je suis arrivé.

Les liquides de l'économie, considérés dans leurs rapports avec les plaies sous-cutanées, peuvent être ramenés à trois ordres :

1° Les liquides organisables ;

2° Les liquides inorganisables ou neutres ;

3° Les liquides antipathiques.

Les liquides *organisables* sont ceux dont une partie est résorbée, et dont l'autre fournit des matériaux à l'organisation immédiate et la favorise : tel est le sang artériel; telle est la lymphe épanchée au sein des plaies. J'ai constaté une foule de faits curieux sous ce rapport. Non-seulement je me suis assuré que du sang artériel, épanché en quantité médiocre entre les lèvres des parties divisées, devient un des éléments importants de la jonction de ces parties, mais j'ai constaté que des quantités considérables de sang artériel, épanché sous la peau, se résorbent en grande partie avec une rapidité vraiment extraordinaire. Des thrombus du volume du poing ont disparu dans l'espace de vingt-quatre heures.

Les liquides *inorganisables* ou *neutres* sont ceux qui ne participent point à l'organisation immédiate et dont une partie est résorbée, et l'autre partie, restant accumulée sous la peau, empêche mécaniquement par sa présence le travail d'organisation immédiate, ou donne lieu, sans inflammation suppurative, à diverses dégénérescences ou transformations du liquide. Le sang veineux, par exemple, n'est point apte à l'organisation. Lorsqu'une quantité notable est épanchée sous la peau, il se fait une sorte de départ et de décomposition physique : certaines parties du liquide sont résorbées ; le reste stagne dans la plaie et se convertit en une espèce de liquide sirupeux, sans autre effet pathologique que la gêne mécanique résultant de sa présence. J'ai vu des collections de sang veineux persister à cet état pendant plusieurs mois sous la peau. Le contraste qui existe, sous ce rapport, entre le sang artériel et le sang veineux se remarque aisément lorsqu'une certaine quantité de l'un et de l'autre a été versée au sein de la plaie. Le magma qui en résulte s'organise par les parties fournies par le sang artériel, et on trouve au centre des caillots organisés une certaine quantité de sang veineux resté liquide et altéré.

Les liquides *antipathiques* sont tous les fluides excrétés, destinés à être rejetés au dehors : tels sont le lait, la bile, l'urine, le pus. Tous ces liquides s'opposent plus ou moins, par leur présence, à l'organisation immédiate et font échouer les opérations sous-cutanées. Mais comme c'est avec le pus que la méthode a le plus fréquemment affaire, je me suis attaché d'une manière toute particulière à déterminer son influence sur l'organisation immédiate des plaies sous cutanées. Or voici les résultats les plus généraux de mes recherches.

Le pus, quoique confiné sous la peau, peut être altéré chimiquement ou conserver ses caractères normaux. Dans le premier cas, la plus petite quantité de pus mise en contact avec la plaie sous-cutanée provoque immédiatement un travail de réaction inflammatoire et empêche le travail d'organisation immédiate. Dans le second cas, l'épanchement du pus dans la plaie peut encore devenir un obstacle à l'organisation immédiate, mais en donnant lieu secondairement à de petits abcès froids résultant comme d'une inoculation du pus. Il faut distinguer à cet égard deux conditions différentes et qui ont été arbitrairement confondues par ceux qui se sont occupés de la question. Le pus renfermé dans des loges celluleuses enkystées peut, comme on le sait, y séjourner longtemps sans provoquer aucune espèce de réaction pathologique ; mais lorsqu'il s'épanche dans le tissu cellulaire fraîchement divisé, il y détermine des accidents dont l'acuité varie en raison du degré d'altération du liquide et de l'étendue des surfaces avec lesquelles il est mis en contact.

Cette série d'observations et d'expériences conduit donc à l'établissement d'un second principe de la méthode sous-cutanée, à savoir : qu'outre la condition de maintenir la plaie à l'abri du contact de l'air, il faut encore qu'elle ne soit pas mise en rapport avec des liquides ou des substances antipathiques.

§ II. — DES CARACTÈRES DE L'ORGANISATION SOUS-CUTANÉE DANS SES RAPPORTS AVEC LES TISSUS DIVISÉS.

Jusqu'alors je n'avais fait connaitre de l'organisation immédiate des plaies sous-cutanées que les caractères généraux et communs à toutes les parties de l'économie, et cette détermination du fait d'ensemble avait suffi à montrer qu'il existe bien comme fait, qu'il exprime un ordre de phénomènes distincts de l'inflammation suppurative ; qu'en un mot il représente matériellement un travail de réparation organique dans lequel l'économie, supprimant et enjambant pour ainsi dire la période pathologique des plaies ouvertes, commence d'emblée ou plutôt continue sans interruption l'œuvre d'organisation physiologique dont elle est le théâtre incessant.

Mais, d'une part, le produit de l'organisation immédiate des tissus divisés sous la peau est-il le même que le produit de la cicatrisation extérieure? et, de l'autre, ce produit est-il le même indistinctement pour tous les tissus, pour tous les organes? En d'autres termes, l'organisation des plaies sous-cutanées a-t-elle pour résultat la formation d'un tissu cicatriciel identique et uniforme, tel qu'on le voit dans toutes les plaies extérieures; ou bien ce tissu est-il modifié dans sa nature par la condition sous-cutanée, et par le caractère du tissu et de l'organe qui en fournit les éléments? Tel est le problème complexe à la solution duquel j'ai fait servir un grand nombre d'expériences sur les animaux et d'observations chez l'homme.

Dans un premier mémoire, j'avais déjà montré que la cicatrisation des plaies suppurantes ne s'effectue qu'à la condition qu'il se forme préalablement à leur surface une pseudo-membrane, espèce d'isoloir entre cette surface et l'air extérieur, qui ramène ces plaies à la condition essentielle des plaies sous-cutanées. Parvenue à cette période, la cicatrisation s'effectue dans les plaies ouvertes comme dans les plaies réunies par première intention, comme dans les plaies sous-cutanées : c'est-à-dire que le travail physiologique de réparation commence en vertu des mêmes lois, mais, disons le tout de suite, en donnant lieu à des produits qui diffèrent suivant les milieux qui les influencent et les éléments organiques qui y participent. Mes recherches postérieures m'ont permis de préciser les caractères propres à chacune de ces formations.

La cicatrice qui se forme à la surface de toutes les plaies ouvertes, quel que soit le tissu, quel que soit l'organe qui y concourent, est la même. C'est un tissu amorphe, fibro-celluleux, très-dense, d'une vitalité obscure, n'offrant aucune ressemblance anatomique ou physiologique avec les tissus normaux de l'économie. Il constitue, dans tous les points qu'il occupe, une interruption complète et tranchée entre les parties divisées. Au microscope, on le trouve exclusivement composé d'éléments épidermiques et fibro-plastiques. La conséquence physiologique la plus générale de ce fait est qu'il entraine une interruption fonctionnelle adéquate à l'interruption organique. La continuité de la fonction implique la continuité de l'organe : les *tendons*, les *muscles*, les *vaisseaux*, les *nerfs*, et, dans certaines circonstances, les *os* eux-mêmes, sont tributaires de cette loi. Il en résulte que toutes les fois que la plaie sous-cutanée ne réalise pas les conditions de l'organisation immédiate, il en résulte, disons-nous, que le tissu cicatriciel intermédiaire présente invariablement, dans tous les points où il a succédé au travail d'inflammation suppurative, le caractère de la cicatrice des plaies extérieures, c'est-à-dire du tissu cicatriciel proprement dit. On comprend toute l'importance de cette conséquence pour la pratique : les tendons, les muscles, les os et les nerfs frappés d'une telle interruption réalisent

24

des états pathologiques permanents, organiques et fonctionnels, sur lesquels il est inutile d'insister ici.

Mais lorsque les tissus divisés sous la peau ont pu bénéficier du fait de l'organisation immédiate, les produits de cette organisation offrent des caractères qui sont, avons-nous dit, en rapport avec les milieux qui les influencent et les éléments qui y participent. J'ai à signaler à cet égard trois résultats principaux.

Le premier, c'est que tous les tissus divisés sont susceptibles de produire entre leurs extrémités une portion de tissu analogue, sinon identique au point de vue anatomique et physiologique. Le tendon produit du tendon, le muscle du muscle, le nerf du nerf, l'os de l'os. La matière fournie par les extrémités divisées est le blastème indispensable de cette nouvelle formation.

Le second résultat est que, lorsque, entre les surfaces de jonction, il s'interpose une trop grande quantité de sang fourni par des vaisseaux environnants divisés, ce sang s'oppose par sa présence à l'exsudation directe des surfaces, prend la place du blastème spécifique et produit une interruption anatomique et physiologique du tissu. On a un exemple manifeste de ces deux résultats opposés dans la section sous-cutanée du nerf sciatique. Dans le premier cas, on peut constater le rétablissement de la continuité anatomique et physiologique du nerf, attestée par les caractères hystologiques du tissu et par le rétablissement de la fonction, c'est-à-dire du mouvement; dans le second cas, on peut voir, entre les deux bouts du nerf, une matière amorphe qui maintient l'interruption, attestée elle-même par la persistance de la paralysie.

Le troisième résultat est que, lorsque par suite de l'interposition d'une trop grande quantité de sang, ou, ce qui revient au même, par suite d'un trop grand écartement des surfaces divisées, ces surfaces ne peuvent plus être réunies au moyen de leur blastème propre, les tronçons du tissu divisé s'atrophient et perdent le caractère de leur organisation spécifique. Tels sont les tendons, les muscles, les artères et les nerfs. Ce fait n'est nulle part aussi évident que dans les artères : elles s'oblitèrent et se convertissent en cordes fibreuses, quelquefois de toute la longueur du membre. La dégénérescence des nerfs n'est pas moins remarquable, surtout dans le bout périphérique. Cette dégénérescence des vaisseaux et des nerfs contraste dans les deux cas avec leur état d'intégrité lorsque leur continuité a été maintenue ou rétablie à l'aide du produit direct de leurs extrémités. Pour ce qui est des artères, déjà Hunter avait établi la possibilité de l'osculation de leurs extrémités divisées sous l'influence de la réunion immédiate. J'ai pu m'assurer de mon côté, par des injections réitérées, que des artères d'un calibre médiocre bénéficient de ce privilége toutes les fois que l'écartement des lèvres de la plaie n'a pas été trop considérable ou qu'il ne s'est pas interposé un caillot trop volumineux.

Je n'ai pas à faire connaître ici toutes les particularités de ces résultats généraux, à préciser par exemple les différentes phases de la métamorphose du blastème organique, depuis ses premiers rudiments jusqu'à son parfait développement. Cette révolution s'accomplit dans un temps qui varie pour les différents tissus. Plus rapide pour le tissu tendineux, elle exige des mois et des années pour les tissus musculaire et nerveux ; mais j'ai pu, à l'aide du galvanisme, constater dans les muscles et dans les nerfs, aux différentes époques de son développement, une concordance intéressante entre l'accroissement de la forme organique et les progrès de la manifestation fonctionnelle : l'une est entièrement subordonnée à l'autre.

Tels sont les résultats les plus généraux de mes recherches physiologiques sur l'organisation immédiate des tissus divisés sous la peau. Il n'est pas nécessaire de beaucoup insister pour faire voir que chacun d'eux se résout en applications pratiques du plus haut intérêt pour la chirurgie sous-cutanée. Quelques exemples suffiront à cet effet.

Pour ce qui concerne les tendons, il est aujourd'hui hors de toute contestation que les sections tendineuses suivies ou de suppuration de la plaie, ou d'un trop grand écartement des surfaces divisées, donnent lieu, pour l'organe, à la formation d'un tissu cicatriciel hétéromorphe qui perpétue l'interruption des parties divisées; et pour la fonction, à un défaut de transmission directe du mouvement; d'où l'altération grave, sinon l'abolition complète des usages des parties. La claudication, chez beaucoup de sujets auxquels on a coupé le tendon d'Achille, et l'abolition des mouvements des doigts chez presque tous ceux auxquels on a coupé les tendons fléchisseurs, trahissent les effets d'une opération irréfléchie et d'une organisation des tissus en désaccord avec le but qu'on se propose.

Pour ce qui est des muscles, on a pu voir que, dans l'opération du strabisme pratiquée à ciel ouvert, presque tous les sujets ont perdu en totalité ou en partie l'usage du muscle divisé, soit à cause d'un tissu cicatriciel hétéromorphe substitué à une portion excisée du muscle, soit à cause d'un défaut de réunion des deux tronçons musculaires. L'opération sous-conjonctivale, en cherchant à remédier à ces inconvénients, a montré que non-seulement il est possible d'allonger le muscle trop court, à l'aide d'une véritable portion de muscle de nouvelle formation, mais encore qu'on parvient, à l'aide de la même méthode, à rétablir le mouvement de l'œil, aboli depuis plusieurs années, en rétablissant la continuité du muscle dont les deux bouts étaient restés séparés.

Pour ce qui est des nerfs, ou a vu des exemples de paralysie consécutive à la section du nerf sciatique au jarret, pris pour un tendon. Ces paralysies, grâce à l'organisation progressive du tissu intermédiaire aux deux bouts divisés, ont complétement disparu après quelques années.

On peut résumer la première partie de ce travail par les quatre propositions suivantes :

1° Le caractère essentiel de la méthode sous-cutanée est d'affranchir les plaies de tout travail d'inflammation suppurative, et de produire l'organisation immédiate des tissus divisés.

2° Les conditions de ce résultat sont non-seulement de maintenir les plaies à l'abri du contact de l'air, mais encore de les affranchir du contact des liquides autipathiques de l'économie.

3° Le fait physiologique de l'organisation immédiate, commun à tous les tissus de l'économie, se résout pour chacun d'eux dans des produits qui varient suivant la nature du tissu divisé, et suivant les éléments organiques qui participent à la formation du tissu nouveau.

4° A la faveur de l'organisation immédiate des plaies sous-cutanées, et au moyen de procédés opératoires propres à favoriser la jonction des deux moitiés de leur blastème, les différents tissus de l'économie ont la propriété de reproduire entre leurs extrémités divisées une portion de tissu identique à eux-mêmes, qui rétablit la continuité organique et fonctionnelle.

Dans une autre séance, si l'Académie veut bien me le permettre, j'aurai l'honneur de résumer devant elle les différentes applications chirurgicales que j'ai réalisées, ou qui ont été réalisées par d'autres, en conformité des principes physiologiques exposés dans la première partie de ce travail.

DEUXIÈME PARTIE.

APPLICATIONS CHIRURGICALES.

Dans la première partie de ce travail, j'ai cherché à établir que le principe de la méthode sous-cutanée, c'est-à-dire la faculté qu'ont les plaies pratiquées sous la peau et maintenues à l'abri du contact de l'air de guérir immédiatement sans suppurer, est applicable à tous les tissus et toutes les cavités de l'économie. J'ai exposé ensuite les lois qui président à la reproduction des tissus divisés, en faisant connaître les diverses circonstances qui entravent ou altèrent les produits de cette régénération. L'ensemble de mes observations sur ces deux points constitue la base physiologique de la méthode : en d'autres termes, sa *généralisation physiologique*. Il me reste à indiquer aujourd'hui la série des applications pratiques qui ont été inspirées par ce principe, et dont l'ensemble, comme chacune d'elles en particulier, offre les caractères d'une commune origine, et constitue ce qu'on peut appeler *la généralisation chirurgicale de la méthode :* tel sera l'objet de cette lecture.

L'inventeur d'une méthode, et d'une méthode chirurgicale en particulier, ne peut avoir la prétention de ne faire avec cette méthode que des opérations entièrement nouvelles. S'il est vrai que la découverte d'un principe comprend presque toujours un certain nombre d'applications tout à fait imprévues, il est vrai aussi que bon nombre d'autres applications du même principe ne sont que des appropriations de matériaux anciens, et, dans l'espèce, que des opérations déjà pratiquées suivant d'autres méthodes, ramenées à la méthode nouvelle et régularisées par elle. Les premières sont comme les matériaux neufs d'une nouvelle construction, les autres comme des matériaux de démolition retaillés; les uns et les autres recevant du but qui les relie une communauté de caractères en rapport avec la communauté de leur destination. On n'invente pas plus la matière en chirurgie qu'en architecture. Ce qu'il importe donc aux opérations sous-cutanées pour être autorisées à se présenter comme des dépendances de la méthode nouvelle, c'est d'offrir non-seulement le caractère extérieur de son manuel opératoire, mais encore et surtout d'être empreintes de sa signification essentielle, scientifique, d'être en un mot dans chacune d'elles comme dans leur ensemble la méthode sous-cutanée elle-même. Cette caractéristique générale des applications de la méthode sous-cutanée n'a pas pour objet, ainsi que l'Académie le comprendra tout d'abord, une pure satisfaction théorique : elle va droit au contraire au résultat pratique : car c'est elle qui le règle, et en le réglant assure dans tous les cas son exécution certaine et parfaite.

Or les caractères généraux des opérations sous-cutanées se déduisent du *but* de la méthode, de ses *moyens* et de ses *résultats*.

Son *but*, il est parfaitement connu. Ce n'est pas d'obtenir une *inflammation faible*, une *suppuration rare*, comme le disaient explicitement ceux qui ont pratiqué les premières sections de tendons sous la peau. Le but de la méthode sous-cutanée, c'est positivement d'*empêcher les plaies de suppurer*, de leur procurer le bénéfice de l'organisation immédiate, et d'obtenir ce double résultat toujours et à coup sûr, dans la division de tous les tissus aussi bien que dans la section des tendons ; c'est enfin d'obtenir la reproduction des tissus avec le caractère d'homogénéité des parties divisées.

Les *moyens* de la méthode sont de procéder de façon à affranchir sûrement les plaies du contact de l'air pendant et après l'opération, et à écarter du travail de réparation organique toutes les causes capables d'entraver ou d'altérer ce travail ; c'est-à-dire que les moyens de la méthode sont les règles même qui en assurent le résultat. Ces règles se réduisent à quatre principales.

1° Faire un pli à la peau en la soulevant entre le pouce et l'index de façon que la plaie extérieure pratiquée à la base de ce pli se trouve, après le retour de la peau sur elle-même, à la plus grande distance possible de la plaie intérieure, et de façon que les couches du tissu cellulaire soulevées dans ce pli oblitèrent en revenant sur elles-mêmes le trajet sous-cutané qui sépare les deux plaies et donnent à ce trajet une direction sinueuse.

2° Circonscrire la section des tissus qu'on veut diviser à ces tissus mêmes, en les isolant des parties environnantes, soit au moyen de la tension mécanique, soit au moyen de la contraction physiologique, etc.

3° Prévenir pendant et après l'opération l'épanchement de tout liquide inorganique ou antipathique au sein de la plaie et dans le trajet celluleux pratiqué par l'instrument ; expulser après l'opération l'air ou les liquides de mauvaise nature épanchés dans ces deux points.

4° Rapprocher et maintenir exactement rapprochées les lèvres de la plaie extérieure à l'aide d'un petit emplâtre agglutinatif.

Il y a loin, comme on le voit, de ces règles, toutes empreintes du caractère essentiel de la méthode, c'est-à-dire du but qu'elle se propose, à la simple prescription d'une petite ouverture à la peau, dans le but d'*atténuer* d'autant le travail inflammatoire de la plaie. On pourrait encore ajouter à cette caractéristique des moyens de la méthode celle de son instrumentation. Les instruments dont elle se sert, en effet, lui sont propres, et empreints eux-mêmes du caractère de leur destination ; mais ces détails, ici superflus, trouveront leur place ailleurs.

Les *résultats* de la méthode sous-cutanée sont d'obtenir de la manière la plus absolue la cicatrisation immédiate des plaies avec le caractère d'homogénéité propre à chaque tissu divisé. Arriver à ce double résultat d'une manière invariable, alors qu'on n'y pût parvenir antérieurement que d'une façon accidentelle et comme au hasard, suffirait déjà à caractériser la méthode capable d'une telle précision. Mais la méthode sous-cutanée n'a point trouvé les choses à ce point. Voici deux citations empruntées à deux des auteurs qui se sont le plus préoccupés théoriquement et pratiquement du sujet ; on y verra clairement où on en était avant nous.

A la date du 30 août 1838, M. Bouvier écrivait ce qui suit : « Les inconvénients (hémorrhagies et abcès consécutifs aux sections sous-cutanées), qui pourraient être plus grands encore, ne doivent pas être mis en balance, *dans les cas où ils sont presque inévitables*, avec l'avantage de substituer une *simple piqûre* à une *coupure* de 1 à 2 pouces, dont il ne faut pas, après tout, s'exagérer l'importance (1). » A cette époque donc, c'est-à-dire quelques mois avant mon premier mémoire sur la méthode sous-cutanée, les sections sous-cutanées, considérées comme presque inséparables d'hémorrhagies ou d'abcès, n'avaient, aux yeux de l'auteur, d'autre caractère et d'autre avantage que de substituer une *piqûre* à une *coupure* : c'était une question de dimension. Les perfectionnements successifs apportés depuis Delpech et Dupuytren jusqu'à M. Stromeyer au procédé sous-cutané, n'ont pas eu d'autre caractère ; tous ces auteurs n'ont visé qu'à obtenir une réduction progressive de dimension de la plaie cutanée. Voilà pour la théorie.

Vers la même époque, également en 1838, Dieffenbach, publiant un travail sur le traitement du torticolis par la section sous la peau du sterno-mastoïdien (2), citait des cas où, à la suite de l'opération, il s'était développé des *inflammations vives*, des *abcès considérables;* et M. Phillips, caractérisant plus tard, en 1840, d'une manière plus générale la pratique de son maître, écrivait : « Après ces opérations, l'inflammation est toujours *faible* et la *suppuration limitée* (3). » Voilà pour la pratique.

A cette époque donc, et sous la plume des auteurs que nous venons de citer, les opérations que l'on faisait en ménageant la peau n'avaient d'autre importance et d'autre but que de réduire la dimension des ouvertures cutanées et de réduire en proportion l'étendue et le degré

---

(1) Journal L'Expérience, t. II, p. 278.

(2) Journal L'Expérience.

(3) Gazette des médecins-praticiens, année 1840, p. 157.

de l'inflammation suppurative. On ne soupçonnait pas qu'il fût possible d'éviter complétement et toujours cette inflammation.

D'après ce peu de mots, l'Académie appréciera la différence des théories. Quant aux résultats pratiques, je répéterai aujourd'hui, avec une conviction plus fondée encore, ce que, malgré les dénégations les plus ardentes, j'affirmais devant elle il y a plusieurs années, à savoir : que, sur plus de 4,000 opérations (j'ai depuis de beaucoup dépassé ce chiffre), je n'ai pas vu une seule plaie sous-cutanée suppurer. J'ai aujourd'hui, pour reproduire hardiment cette déclaration, plus que ma parole. Sur environ 200 opérations pratiquées sous les yeux de la commission des hôpitaux, dont deux membres éminents de l'Académie faisaient partie, de 1843 à 1847, pas un cas n'a protesté contre la certitude absolue de la méthode; pas une plaie n'a suppuré (1). Dans tous les cas, la cicatrisation a été immédiate. Voilà les résultats de la méthode sous-cutanée. Leur invariabilité ne peut-elle pas être considérée comme un de ses caractères les plus positifs, les plus essentiels?

Le *but*, les *moyens* et les *résultats* de la méthode sous-cutanée constituent donc sa caractéristique générale, la triple source d'où partent et où reviennent ses éléments d'action, c'est-à-dire les nombreux matériaux de sa généralisation chirurgicale. Toute opération offrant ces caractères, mais ces caractères réunis, pourra se dire une application de la méthode sous-cutanée ; comme aussi toute opération antérieure ou postérieure à la méthode, n'offrant avec elle que quelques analogies extérieures et matérielles, mais n'ayant ni son but, ni ses moyens, ni ses résultats, n'aura aucun titre pour se considérer comme un préliminaire direct ou comme une dépendance de cette méthode.

Muni de cette formule abréviative, nous allons résumer les différentes opérations que nous avons instituées d'emblée comme conséquences directes de la méthode, et celles que nous y avons ramenées en les ré-

---

(1) Rapport sur les traitements orthopédiques de M. le docteur Jules Guérin, etc. In-4°, 1849.

gularisant; les unes et les autres, considérées comme autant de cas particuliers de la méthode générale.

Le théâtre chirurgical de la méthode sous-cutanée est aussi étendu que son théâtre physiologique, et les divisions de l'un forment les divisions de l'autre.

L'expérimentation physiologique avait établi l'innocuité des sections sous-cutanées : du *tissu cellulaire*, des *tendons*, des *muscles*, des *aponévroses*, des *vaisseaux* (artères, veines et vaisseaux lymphatiques), des *nerfs*, des *os*, des *glandes* et des *organes* eux-mêmes. Cette catégorie de *sections* physiologiques correspond à une première catégorie d'opérations chirurgicales : les *sections*, comprenant toutes les opérations sous-cutanées qui ont été exécutées sur le *tissu cellulaire*, les *tendons*, les *muscles*, les *aponévroses*, les *vaisseaux*, les *nerfs*, les *os*, les *glandes* et les *organes parenchymateux*, à l'état sain et à l'état pathologique.

Une seconde catégorie d'expériences sur les animaux avait établi l'innocuité de l'ouverture sous-cutanée des cavités closes de l'économie, des cavités *articulaires, pleurales, abdominales, cérébrales ;* de toutes les cavités en un mot dont l'ouverture béante avait été justement considérée jusqu'alors comme une source des plus grands dangers. A cette seconde catégorie physiologique correspond une seconde catégorie d'opérations sous-cutanées, *les ponctions* ou *divisions*, pratiquées sur les mêmes cavités ou autres cavités accidentelles, en vue d'en extraire les liquides ou les solides pathologiques qu'elles renferment. C'est cette même division que nous allons suivre dans cet exposé.

PREMIÈRE CATÉGORIE.

Sections sous-cutanées.

Parmi les applications de la première catégorie et en suivant l'ordre anatomique, je citerai :

§ I. — Peau et tissu cellulaire sous-cutané. — Le *décollement de la peau* dans les cas d'adhérences ou de cicatrices vicieuses. Je ne veux pas parler seulement du déplacement en totalité des brides cicatricielles dont j'ai fait une méthode particulière du traitement des coarctations suites de brûlures, mais encore de la division sous-cutanée des brides celluleuses qui déplacent la peau ou la font adhérer aux surfaces sous-jacentes.

J'ai fait cinq opérations de ce genre à la face et au cou pour des cas d'adhérences de la peau qui causaient de véritables difformités. Dans un cas, il y avait une espèce d'ectropion : traction en bas et en dehors. de la moitié de la paupière inférieure ; dans un autre , c'était la lèvre inférieure qui était tirée en bas dans sa moitié gauche et qui, outre la difformité choquante qu'elle produisait, occasionnait encore une grande gêne de la parole. Les autres opérations ont été pratiquées au cou.

§ II. — Tendons. — 1° *Section des tendons*, comme moyen orthopédique ; 2° comme moyen de *faciliter la réduction des luxations* anciennes et *des luxations* et *fractures récentes*. La ténotomie orthopédique, dont l'Académie a bien voulu récompenser la généralisation par un de ses grands prix , a été employée trop de fois et dans des circonstances trop variées pour qu'il soit nécessaire de rappeler ses services de tous les jours : il suffit de la mentionner. Mais, considérée au point de vue des méthodes et des procédés opératoires , elle a offert ceci de remarquable, que c'est par elle qu'on a pu le mieux montrer immédiatement la différence qui existe entre les *préliminaires empiriques* et particuliers du *procédé sous-cutané* appliqués à la section d'un ou de deux tendons, et la *ténotomie régularisée* d'après la méthode rationnelle. Dans le premier cas, on se contentait dans les applications nouvelles et successives de la ténotomie sous-cutanée, on se contentait, disons-nous. d'imiter le *procédé manuel;* dans le second , on s'inspirait du *principe scientifique* de la méthode, et les résultats étaient en proportion. Je ne citerai qu'un exemple pour montrer que cette différence est capitale.

. Dans la ténotomie ordinaire, on se préoccupe peu de la réunion normale des bouts divisés, et dans un grand nombre de cas le résultat est la perte totale ou partielle du mouvement; dans la vraie ténotomie sous-cutanée, on a pour but la réunion parfaite et sans adhérences des extrémités tendineuses, et le mouvement est généralement conservé dans toute son intégrité physiologique.

§ III. — Aponévroses. — 1° La *section* des *aponévroses* comme *moyen orthopédique;* 2° comme *moyen de* débridement *dans les engorgements inflammatoires.* La première catégorie est trop connue pour que je m'y arrête. La seconde l'est moins. Dans un certain nombre de cas, j'ai fait cesser presque immédiatement, par l'aponévrotomie sous-cutanée à la cuisse et à la jambe, des étranglements inflammatoires causés par des chutes, des contusions considérables avec ou sans épanchement. Je l'ai conseillée, mais non pratiquée, dans certaines plaies par armes de guerre.

C'est surtout comme moyen de *faciliter* la *réduction* des *luxations* et des *fractures récentes*, que la ténotomie sous-cutanée peut être regardée comme une application originale de la méthode. Dans les cas de cette sorte, il y a fréquemment des complications qui, sans la connaissance de l'immunité dont jouissent les plaies sous-cutanées, auraient détourné de recourir à une opération considérée comme une nouvelle provocation à l'inflammation suppurative. Cette application de la ténotomie sous-cutanée, réalisée par plusieurs chirurgiens, à l'imitation de celle que j'avais faite aux luxations anciennes ou congénitales, est entrée dans le domaine de la pratique.

§ IV.—Muscles. —La *myotomie sous-cutanée* comprend la section des plus forts muscles du corps humain, comme celle des plus petits. Je l'ai appliquée à une multitude d'opérations dont quelques-unes intéressaient des masses musculaires tout entières. Parmi les plus importantes, je rappellerai la section des muscles du dos pour les déviations de l'épine : *myotomie rachidienne;* celle des muscles de la hanche et de la cuisse pour les luxations coxo-fémorales congénitales :

myotomie coxale ou *pelvienne;* celle des muscles de l'œil dans le strabisme et la myopie : *myotomie sous-conjonctivale;* celle du sphincter à l'anus : *myotomie anale;* sans compter toutes les sections particulières pour une foule de difformités moins caractérisées, et qui m'ont fourni l'occasion de faire la section sous-cutanée de presque tous les muscles du corps humain. Toutes ces opérations, répétées des centaines de fois, dans une foule de conditions différentes, et dont l'immense utilité ne saurait plus faire l'objet d'un doute, constituent des applications entièrement originales de la méthode sous-cutanée. En raison des dangers inséparables des grandes plaies musculaires faites à découvert, personne n'avait songé à les tenter.

Parmi les nombreuses opérations de cette espèce que j'ai successivement communiquées à l'Académie, je n'en rappellerai qu'une : celle d'un sujet chez lequel j'ai coupé sous la peau, dans une seule séance, 42 muscles et tendons pour une difformité générale des articulations. Dans cette opération, qu'on a peut-être le droit de qualifier sans précédent, il convient de distinguer deux ordres de résultats nouveaux : le premier, qui est le plus important et le plus général, a été d'établir d'une manière irréfragable le principe et le caractère d'innocuité de la méthode sous-cutanée : aucune des plaies n'a suppuré, et le malade n'a pas éprouvé le plus petit accès de fièvre. Le second résultat a été de porter remède à une infirmité générale, considérée jusque-là comme tout à fait incurable. Sans la parfaite sécurité de la méthode, il eût été impossible de songer à une telle entreprise; et quelle que puisse être l'étendue du service rendu dans le cas particulier, à quelque degré qu'on l'ait voulu réduire, il a servi de point de départ à une foule d'opérations particulières dont ce cas exceptionnel a offert le spécimen général.

Mais la myotomie sous-cutanée a été l'instrument de bien d'autres ressources. Je citerai en premier lieu la *cure radicale des hernies réductibles*, puis le *débridement sous-cutané des hernies étranglées*. Ces deux opérations méritent qu'on s'y arrête quelques instants.

La cure radicale des hernies réductibles au moyen de la myotomie sous-cutanée, indiquée par moi dans mon premier mémoire sur la méthode sous-cutanée, ne consiste pas, comme on l'avait cru d'abord, à scarifier plus ou moins profondément le canal herniaire, dans le but d'obtenir l'agglutination de ses parois. La herniotomie sous-cutanée, comme nous l'employons, est une véritable myotomie, c'est-à-dire qu'elle consiste à diviser dans plusieurs directions toute l'épaisseur des muscles et aponévroses formant les parois du canal herniaire; l'exsudation plastique qui résulte de ces sections donne naissance à un bouchon organisé qui a ses racines dans les différentes plaies musculaires, et finit par se confondre avec les parois dont il émane. Cette méthode que j'ai appliquée onze fois déjà, et sans jamais produire le moindre accident, m'a procuré plusieurs guérisons permanentes, dont l'une date déjà de 14 ans, et une autre de 6 ans (1).

Pour ce qui est du *débridement sous-cutané* de la hernie étranglée, je ne l'ai pratiqué qu'une seule fois, faute d'occasions ; mais le succès de cette première tentative, que j'ai communiquée à l'Académie le 2 août 1841 (2), témoigne de la valeur de l'opération. Du reste, elle a été reprise avec le plus grand succès, à l'hôpital Saint-Pierre de Bruxelles, modifiée seulement en ceci : que l'on déchire à travers la peau avec le doigt l'aponévrose et les piliers du canal herniaire, au lieu de les diviser plus facilement et d'une manière plus précise à l'aide d'un instrument tranchant à extrémité mousse.

§ V.— Ligaments.— La *section sous-cutanée des ligaments*, que j'ai le premier pratiquée comme opération et comme méthode opératoire, a sur

---

(1) Le second de ces deux cas concerne une jeune dame de Versailles, qui m'a été adressé par M. le docteur Desmarres. Je l'ai opérée avec le concours de MM. les docteurs Brochin et Kuhn. J'ai reçu récemment de la mère de cette dame l'avis que ni la grossesse ni l'accouchement n'avaient compromis le résultat de l'opération.

(2) Comptes rendus, t. XIII, p. 305.

tout consisté à diviser autour des articulations atteintes de difformités les ligaments dont la brièveté fait obstacle au redressement des parties. Elle est le moyen capital du traitement des difformités que j'appelle *fixes*, parce que les articulations qui en sont atteintes continuent à rester rigides et irréductibles après la section des tendons et muscles qui les tiennent sous leur dépendance. J'ai exécuté cette opération au pied, au genou, au coude, au poignet, à la colonne vertébrale, un si grand nombre de fois que je ne les compte plus. Le rapport de la commission des hôpitaux en mentionne des effets très-concluants, et dans des cas qui avaient résisté à la ténotomie et aux efforts mécaniques les plus persévérants. J'ai aussi pratiqué, dans le but de provoquer des cavités articulaires nouvelles à la hanche, la section et la scarification de la capsule coxo-fémorale.

§ VI. —Vaisseaux. —J'ai guéri plusieurs *tumeurs vasculaires* sous-cutanées à l'aide de sections et de scarifications qui ont eu pour résultat de convertir en tissu cicatriciel la trame pathologique de ces tumeurs. J'ai ainsi produit le même résultat que la méthode *des fils*, moins l'inflammation suppurative. Sur les animaux, j'ai produit l'*oblitération des artères par leur section complète*, alors qu'une simple blessure du vaisseau entretenait la sortie du sang. N'en serait-il pas de même chez l'homme? Je n'ai pas eu occasion de m'en assurer.

J'ai aussi fait plusieurs fois la *section et la scarification des veines* dans les *varices* et les différentes variétés de cette affection. D'autres chirurgiens ont encore étendu le cercle de ces applications; nous citerons : l'*oblitération sous-cutanée des veines dans le varicocèle;* la *section des vaisseaux lymphatiques comme traitement abortif du bubon.*

§ VII. — Les nerfs. — J'avais indiqué, et on a réalisé la *section sous-cutanée des nerfs* pour des cas de névralgie.

§ VIII.— Cartilages. — J'avais également indiqué, et l'on a un grand nombre de fois pratiqué la *section sous-cutanée de la symphyse du pubis*, comme moyen de favoriser certains accouchements.

40

§ IX. — Os. — Parmi les opérations sous-cutanées que j'ai pratiquées
sur les os, je citerai *l'ablation* de plusieurs *exostoses douloureuses ; la
fracture sous-cutanée des os rachitiques* pour obtenir le redressement
instantané de certaines courbures qui résistent à l'action des appareils
mécaniques. J'ai montré que, dans les courbures rachitiques, les os se
composent de deux tissus osseux, l'os ancien réduit à des lamelles
perdues dans l'os nouveau. A la seconde période de la maladie, celui-ci,
composé d'un tissu spongieux très-serré, reste flexible. L'effort de redressement immédiat n'a donc à vaincre que les quelques lamelles de l'os
ancien. Lorsque la courbure est anguleuse, je fais au sommet de l'angle
la *section sous-cutanée de la moitié de l'os*. J'ai ainsi redressé nombre
de fois instantanément des courbures rachitiques qui menaçaient de se
perpétuer.

Outre ces opérations sur les os, j'ai encore conseillé, mais non pratiqué, l'extraction des esquilles et la resection d'extrémités osseuses
très-aiguës qui, dans certaines fractures récentes, menacent de perfo-
rer la peau.

Avant de clore cette première catégorie d'opérations, j'en citerai
quelques autres qui forment comme une catégorie intermédiaire entre
les *sections* et les *ponctions*, et qui participent en quelque façon des
unes et des autres. De ce nombre, je citerai :

1° *Le traitement abortif du phlegmon imminent par l'incision
sous-cutanée de la tumeur*. J'ai cherché à établir que toute tumeur
phlegmoneuse commence par un noyau, espèce d'épine morbide
déposée dans le tissu cellulaire. L'incision sous-cutanée de ce noyau a
pour effet d'arrêter brusquement le travail d'inflammation phlegmoneuse. Le phlegmon guérit sans suppurer. Des tumeurs d'un volume
considérable ont pu être enrayées instantanément par cette opération.

2° *La destruction sous-cutanée de certaines glandes douloureuses
du sein*. Quatre fois déjà j'ai fait cette opération, dont la simplicité
égale l'efficacité. Je divise en tous sens, sous la peau, la glande douloureuse préalablement fixée ; je la sépare, au moyen de ces sections,

des filets nerveux et des vaisseaux avec lesquels elle est en rapport. Le résultat physiologique de l'opération est la conversion de la glande pathologique en un tissu cicatriciel amorphe, insensible, qui finit par se résorber ; et le résultat thérapeutique est la cessation d'un état de douleur et d'irritation qui cause une grande préoccupation aux malades, peut-être aussi qui est, dans certains cas, le précurseur d'une dégénérescence beaucoup plus grave.

3° *La destruction de certaines tumeurs douloureuses* indéterminées qui se développent dans l'épaisseur des muscles. De ce nombre, je citerai deux cas intéressants, et qui ont donné lieu à des diagnostics différents de la part de plusieurs chirurgiens de la capitale, et à des opinions non moins différentes sur l'opportunité et l'utilité d'une opération. Le premier sujet avait dans l'épaisseur du muscle deltoïde une tumeur bosselée, de la grosseur d'une forte demi-noix, douloureuse à la pression, et qui était le siége d'élancements fréquents. Quelques personnes avaient regardé cette tumeur comme de nature encéphaloïde ; soumise à des incisions sous-cutanées qui l'ont traversée et divisée dans tous les sens, elle a guéri complétement. Le second sujet portait dans le mollet une tumeur du volume d'une grosse noisette, plus dure et bien plus douloureuse que dans le cas précédent. Divers chirurgiens de la capitale avaient regardé cette tumeur comme de mauvais caractère. Outre la douleur qu'elle causait pendant la marche, elle avait produit la contracture des muscles jumeaux et par suite un pied-bot-équin. J'ai d'abord guéri la tumeur au moyen de larges incisions sous-cutanées, qui ont eu pour résultat de changer le caractère de son organisation, puis j'ai fait la section du tendon d'Achille. Le malade, que j'ai revu après cinq ans de cette double opération, en a conservé tout le bénéfice.

Je rapprocherai encore de ces faits la guérison de certaines *loupes graisseuses* obtenue également par des sections profondes, qui ont eu pour effet de changer la trame de leur tissu et de favoriser la résorption de leurs matériaux de composition. Cette opération, qu'on peut regarder, au premier abord, comme insignifiante, offre un plus grand intérêt, si l'on considère qu'elle remplace un mode d'ablation qui, dans certains cas, a donné lieu aux accidents les plus graves, même à la mort, et que, pour des loupes siégeant sur des parties exposées aux regards, elle épargne l'inconvénient de cicatrices difformes.

Dans tous les cas de la sous-catégorie qui précède, la méthode sous-cutanée a mis en évidence un ordre de ressources inespéré et tout à fait inconnu jusqu'alors. En divisant le tissu pathologique, et en lui substituant un simple tissu cicatriciel, elle a changé le caractère d'organisation du tissu morbide, elle l'a détruit. Je ne doute pas que, bien comprise, cette merveilleuse propriété des sections sous-cutanées ne parvienne un jour à arrêter dans leur germe bon nombre de tumeurs malignes dont le développement est presque toujours le signal d'une terminaison fatale.

DEUXIÈME CATÉGORIE.

Ponctions et extractions.

Les opérations comprises dans cette catégorie sont celles qui ont été pratiquées pour extraire des cavités closes naturelles ou accidentelles de l'économie les liquides ou solides pathologiques qu'elles renfermaient.

De ce nombre sont : 1° *la ponction des abcès froids* et *des abcès par congestion;* 2° *la ponction des tumeurs hématiques, séreuses* qui se forment à la suite de fortes contusions ou autres causes équivalentes; 3° la ponction des *hydarthroses;* 4° la ponction et la scarification des *tumeurs synoviales;* 5° la ponction des *tumeurs hydrorachiques* chez les nouveaux-nés; 6° la *thoracenthèse sous-cutanée* dans l'empyème; 7° la ponction des *kystes abdominaux;* 8° l'*extraction des corps étrangers articulaires.* Toutes ces opérations, que j'ai pratiquées un grand nombre de fois et qui ont été répétées

par une foule de chirurgiens, offrent tant d'analogie entre elles et
elles sont si répandues, qu'on peut se dispenser de les aborder ici chacune en particulier. Je ne m'arrêtrai que sur trois d'entre elles, parce
qu'elles consacrent trois progrès évidents et d'une importance réelle
dans la thérapeutique chirurgicale : je veux parler du traitement
des *abcès par congestion* par les *ponctions sous-cutanées;* de la *thoracentèse sous-cutanée dans l'empyème* et de *l'extraction des corps étrangers articulaires.*

1° ABCÈS PAR CONGESTION. — Le danger de la pénétration de l'air
dans les abcès par congestion est si grand, qu'à l'heure qu'il est, on ne
pourrait citer un seul cas de guérison authentique survenu à la suite
de l'ouverture chirurgicale directe de ces collections. Les seuls cas de
guérison connus se rapportent à des ouvertures spontanées, dans lesquelles l'issue du pus s'est faite à travers un trajet sinueux par une
ouverture extérieure très-distante de la collection purulente. Or, en
imitant et généralisant ce procédé de la nature, la méthode sous-cutanée est parvenue à arracher à la mort bon nombre de victimes qui
y étaient vouées. Aujourd'hui les cas de guérison authentiques ne
manquent plus, ceux qui ont été relatés dans le RAPPORT DE LA COM-
MISSION DES HÔPITAUX suffisent pour donner droit de cité à ceux qu'on
avait refusé d'admettre sous le prétexte qu'ils étaient impossibles. Je
puis dire aujourd'hui que la guérison des abcès par congestion à l'aide
de la méthode sous-cutanée est la règle, et la mort l'exception; et
lorsque la méthode, aidée de toutes les lumières de la médecine pour
combattre la maladie de l'os, qui est la source incessante du pus, ne
parvient pas à tarir cette source, elle a au moins l'avantage certain de
n'aggraver jamais le danger, elle est parfaitement innocente. Mais cette
efficacité et cette innocuité n'existent qu'à la condition d'une connaissance approfondie des conditions de l'emploi opportun de la méthode et
des règles précises de son emploi. Employée trop tôt ou trop tard, d'une
manière inexacte ou irrégulière, elle échoue et donne lieu à des accidents qu'avec des précautions convenables on peut toujours éviter.

2° La Thoracentèse sous-cutanée. — Pour bien juger de l'importance de cette application de la méthode sous-cutanée, il suffit de rappeler qu'à la suite d'une discussion qui eut lieu en 1836 à l'Académie de médecine, sur les avantages et les inconvénients de la thoracentèse dans le traitement de l'empyème, il avait été généralement reconnu que l'opération chirurgicale n'offrait aucun avantage certain sur les ressources spontanées de la nature. Les cas de mort et les cas de guérison se balançaient de chaque côté : la mort était la règle, et la guérison l'exception. La méthode sous-cutanée a renversé les termes. Les trente opérations de thoracentèse sous-cutanée dont j'ai entretenu l'Académie dans le mémoire que j'ai eu l'honneur de lire devant elle il y a quelques mois—lesquelles ont été pratiquées dans des établissements publics—ont établi : 1° que l'opération est exempte de tout danger ; 2° qu'elle guérit dans tous les cas où la guérison n'est pas empêchée par d'autres complications graves inhérentes à la maladie.

Depuis mes premières indications et mes premières opérations, la thoracentèse sous-cutanée s'est répandue avec des modifications propres sans doute à faire méconnaître son origine, mais il faut le dire aussi, avec des résultats non moins propres à faire apprécier la valeur de ces modifications. Sous le prétexte de simplifier, on emploie des appareils qui ne préviennent qu'incomplétement l'entrée de l'air dans la poitrine, qui ne permettent pas de préciser l'action de l'instrument d'aspiration dans ses rapports avec le mouvement respiratoire, de modérer, de graduer, de compléter l'évacuation du liquide. De plus, ils ont l'inconvénient, par suite de l'épanchement d'une certaine quantité de liquide dans le trajet de la plaie, de provoquer des abcès consécutifs qui donnent fréquemment lieu à des ouvertures spontanées ; en sorte que ces applications incorrectes de la thoracentèse sous-cutanée ont le double inconvénient de produire des résultats qui compromettent la méthode opératoire et la vie des malades. On croit pouvoir affirmer qu'exécutée suivant les règles et avec les appareils de précision qui lui sont propres, la thoracentèse sous-cutanée est devenue une opération aussi inoffensive que certaine dans ses résultats.

3° L'EXTRACTION DES CORPS ÉTRANGERS, que j'ai indiquée en 1839 dans mon premier mémoire sur la méthode, et que j'ai appliquée pour la première fois, il y a plus de dix ans, à l'aide d'un procédé qui m'est propre, sur un garçon du laboratoire de chimie du jardin des plantes, a été réalisée d'autre part, au moyen de procédés différents, par divers chirurgiens. Avant que je donnasse l'idée de cette application de la méthode sous-cutanée, les malades opérés par les méthodes ordinaires étaient voués à une mort presque certaine. Aujourd'hui la guérison n'est pas moins certaine : les faits à l'appui sont trop nombreux pour avoir besoin d'être cités.

Tel est l'ensemble des applications de la méthode sous-cutanée que j'ai réalisées jusqu'à ce jour. Comme on le voit, leur domaine est à peu près celui de la chirurgie tout entière. Réunies avec le caractère de leur commune origine, ne sont-elles pas comme autant de parties d'un même tout, comme autant de matériaux d'un même édifice, dont l'importance croît encore tous les jours avec ses développements? Quelques-unes de ces opérations, considérées isolément, peuvent plus ou moins ressembler à celles qui se pratiquaient antérieurement par d'autres méthodes; mais groupées autour du principe qui les relie, rattachées à ce principe, elles s'imprègnent de sa signification, elles se régularisent de sa règle, et complètent, par leur efficacité et la sûreté de leurs résultats, le caractère d'homogénéité, d'originalité et de généralité de la méthode.

FIN.

www.ingramcontent.com/pod-product-compliance
Ingram Content Group UK Ltd.
Pitfield, Milton Keynes, MK11 3LW, UK
UKHW021718130726
13696UKWH00004B/1889